SOCIÉTÉ IMPÉRIALE DES ANTIQUAIRES DE LA MORINIE.

ÉLOGE

DE

Louis-Alexandre-César TAFFIN DE GIVENCHY.

ÉLOGE

DE

LOUIS-ALEXANDRE-CÉSAR

TAFFIN DE GIVENCHY,

Secrétaire-Perpétuel de la Société des Antiquaires de la Morinie,
Membre titulaire non résidant du Comité des Chartes,
Diplômes et Inscriptions au Ministère de l'Instruction publique,
Associé de plusieurs Sociétés Savantes, etc., etc.

NÉ A DOUAI LE **19 JANVIER 1781**,

MORT A SAINT-OMER LE **20 SEPTEMBRE 1858**,

PAR HENRI DE LAPLANE,

Secrétaire-Général,

Chevalier de la Légion-d'Honneur, Inspecteur des Monuments historiques,
Correspondant du Ministère de l'Instruction publique,
Membre de plusieurs Compagnies savantes françaises et étrangères, etc., etc.

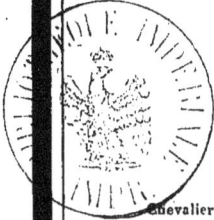

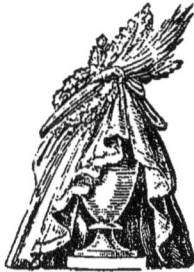

SAINT-OMER,

IMPRIMERIE DE FLEURY-LEMAIRE, LITTE-RUE.

1859

ÉLOGE

DE LOUIS-ALEXANDRE-CÉSAR

TAFFIN DE GIVENCHY,

Secrétaire-Perpétuel de la Société des Antiquaires de la Morinie,

MORT LE 20 SEPTEMBRE 1858,

Lu à la Séance du 8 Novembre 1858.

Miscuit uti e dulci.
(Epig)

MESSIEURS ,

La Société des Antiquaires de la Morinie compte à peine un quart de siècle d'existence (elle fut fondée en 1832) ; cette période relativement courte mais glorieuse pour notre compagnie , a été utilement , laborieusement remplie par nos estimables devanciers, dont la plupart aujourd'hui ne sont plus.... Ils ont succombé à la peine, laissant après eux d'intéressants souvenirs, de nobles exemples (1). . Honneur à nos zélés fondateurs, Messieurs, quelques-uns survivent, il en est qui nous écoutent (2). Ils jouissent du succès de leur œuvre, puissent-ils en jouir longtemps !... D'autres nous ont quitté pour ne plus nous revoir.... Telle insensiblement détachée du rameau qui la vit naître et grandir, on voit la feuille jaunie s'envoler au vent des derniers jours de l'automne ; ainsi, peu à peu, chaque année, chaque mois, chaque heure, pour ainsi dire, a vu moissonner autour de nous quelques-uns de nos éminents confrères dont ici maintenant la place est muette....

Avons-nous besoin de remonter bien haut ?... Il y a quelques mois à peine, nous perdions à l'improviste l'un de nos anciens présidents, brusquement enlevé à ses amis, à la société, à ses travaux... Son éloge vous a été présenté par l'un de nos honorables collaborateurs, à qui ses connaissances spéciales et ses relations particulières semblaient naturellement réserver cette douloureuse mission.

Aujourd'hui, à si peu de distance, nous avons vu s'éteindre un autre de nos dignitaires qui, pendant longtemps, fut l'âme et la vie de notre association scientifique... Vous le devinez, Messieurs, nous avons à vous entretenir

(1) Parmi eux on cite en première ligne M. le chevalier Allent, mort à Paris, pair de France et vice-président du Conseil d'Etat ; — M. E. Wallet, mort à Douai ; — M. Hector Piers ; — M. le docteur Deschamps ; — M. le docteur Desmarquoy ; — M. le général Férey ; — M. le général vicomte du Tertre ; — M. Valentin Eudes ; — M. Mallet ; — M. Alex. Hermand : — M. Louis de Givenchy, etc.

(2) Le nombre des membres fondateurs s'éclaircit tous les jours. Parmi eux nous voyons encore M. Narcisse Lefebvre, député au Corps législatif, et MM. Jean Derheims, Alb^t Legrand, vice-président de la Société, etc.

de notre très regrettable secrétaire-perpétuel, M. Louis de Givenchy, qui depuis un assez long intervalle, forcément éloigné de nous, vient de nous être enlevé pour toujours, laissant après lui la plus précieuse mémoire, celle de la bonté, de l'esprit, de la science et de la vertu...

C'est à nous qu'il appartient de vous parler de lui, à nous, sur qui pèse actuellement la pénible charge de le remplacer dans les délicates fonctions qu'il remplissait auprès de vous ; à nous qui, pendant bien des années, eûmes l'heureux privilège de jouir avec lui des avantages d'une étroite amitié héréditaire et qui, en déposant sur cette tombe, à peine fermée, le tribut de nos regrets et de nos larmes, sommes fiers d'acquitter, une fois de plus, à son égard, le devoir de la plus profonde reconnaissance....

Louis–Alexandre-César Taffin de Givenchy, est né à Douai, le 19 janvier 1781, du mariage de messire Auguste-Joseph–César-Alexandre. ancien mousquetaire gris sous Louis XVI, et de Mme Louise Le Sart de Mouchin (1). De bonne heure, à peine âgé de onze ans, le jeune Louis dut abandonner la France pour suivre son père en Allemagne (fin de 1792), c'était le moment où les frémisse-

---

(1) De ce mariage naquirent plusieurs enfants : Louis était l'aîné, Thérèse, mariée en 1823 à messire Charles de St-Just d'Autingues, ancien maréchal-des-logis aux gardes du corps du roi Charles X ; Désiré, ancien capitaine d'état-major, chevalier de la Légion-d'Honneur, mort célibataire en 1833 ; Romain Taffin de Givenchy, né à Maestricht en 1792, marié en premières nôces à Mlle du Hodent, d'Abbeville, et en secondes nôces à Mlle A. de Torcy. M. Romain de Givenchy, membre de la Société des Antiquaires de la Morinie, du conseil municipal et du bureau de bienfaisance, est d'une générosité au-dessus de tout éloge, faisant le plus noble usage de sa belle fortune. Son nom se trouve lié à tous les actes de bienfaisance de la ville de St-Omer.

ments politiques de cette terrible époque se faisaient
sentir avec une violence toujours croissante ; la noblesse
française, spontanément entraînée hors de la patrie par
un de ces élans chevaleresques dont l'histoire fournit
tant d'exemples, allait en majorité former à l'étranger,
sous la bannière des princes proscrits, ces bataillons
d'émigrés dont le dévoûment fut mis à de si rudes épreuves.... Mais alors que cette abnégation généreuse de-
meurait sans succès pour la cause qu'elle cherchait à
défendre ; elle amenait, par des représailles naturelles,
une recrudescence de rigueurs contre les restes de l'aris-
tocratie qui foulait encore le sol de la France, contre
les émigrés et leurs familles ; tous leurs biens furent
confisqués sans préjudice de peines plus graves.... Les
nombreux exilés se virent réduits à la misère, contraints
de recourir à leur industrie personnelle ou à la bienfaisance étrangère pour pourvoir à leur subsistance.....
M. Taffin de Givenchy père eût alors bien des épreuves
à essuyer, souvent il ressentit la détresse..., Louis partageait avec son père le pain de l'adversité. Elevé à
l'instructive école du malheur, ainsi qu'il se plaisait à le
rappeler lui-même dans ces délicieux entretiens dont il
faisait le charme et où il parlait si bien avec le cœur, à
peine touchait-il à sa vingtième année, qu'il se vit réduit
à s'enfuir du toit paternel, où il était presque à charge,
pour aller chercher les moyens de suffire à ses besoins.

Les premiers jours du XIX⁰ siècle se présentaient sous
de meilleurs auspices ; le premier consul, dégagé peu à
peu des entraves qui gênaient sa marche victorieuse,
poursuivait, au milieu des ruines, la reconstitution de la
société ébranlée de fond en comble par la tourmente ré-
volutionnaire. Les plus mauvais temps étaient passés....

Les portes de la France commençaient à se rouvrir à ses enfants exilés; Louis de Givenchy rentra avec son père en 1800, il était accompagné de son digne précepteur, M. l'abbé Monnier (1), qui ne l'avait pas quitté sur la terre étrangère, lui donnant toujours, malgré les malheurs du temps, l'instruction qui dépendait de lui. Après un séjour de près de huit années à Paderborn, dont la touchante hospitalité lui fut si chère, il vint habiter St-Omer qu'il quittait encore deux ans après (1802), pour prendre du service dans les armées ; mais ces longs jours écoulés en Westphalie ne demeurèrent pas inutiles, Louis sut les mettre à profit, il apprenait la langue germanique qui plus tard lui fut d'un grand secours pour lui d'abord, pour les autres ensuite, devant lesquels il savait si bien s'effacer. Combien de fois, dans nos réunions, que la variété de ses connaissances animait et rajeunissait avec tant d'attrait, combien de fois ne l'avons–nous pas vu nous donner, à livre ouvert, la traduction des textes allemands qui étaient communiqués à la Société?

N'est–ce pas à ses études en linguistique aussi bien qu'à ses relations étendues que nous devons la presque totalité de nos rapports avec les sociétés savantes étrangères?.... Mais n'anticipons pas.

C'était le temps des grandes guerres du premier empire avec le nord de l'Europe. Comme plusieurs de ses concitoyens (2), Givenchy prit parti dans l'administration

(1) Nous avons encore connu ce vénérable ecclésiastique, mort dans un âge avancé, il y a quelques années. A son retour de l'émigration, il fut, au rétablissement du culte, replacé dans sa première paroisse, celle de Givenchy, qu'il habita jusqu'à ses derniers jours.

(2) Parmi eux se trouvaient M. Louis Deslyons, mort en 1857, et M. Victor Benard, mort peu de mois auparavant, au château de Re-

militaire (1802); il était attaché aux inspecteurs aux re-
vues au camp de Montreuil et pendant les années 1803,
1804 et 1805, il suivit en Allemagne, en qualité d'adjoint,
M. le comte Daru, intendant général, et fit, en cette qualité, les glorieuses campagnes de 1806, 1807, 1808,
1809 et 1810 en Autriche et en Prusse. Partout il se fit
remarquer par son excessive délicatesse, son intelligence
supérieure, sa gaieté toujours franche et sa grande urbanité; entièrement dévoué à ses camarades, il avait laissé
parmi eux les plus durables souvenirs....

A la suite de la bataille de Wagram dont il fut le té-
moin, Louis de Givenchy fut appelé à remplir quelques
modestes mais utiles fonctions pour lesquelles son apti-
tude particulière semblait le désigner au choix de ses
supérieurs ; lors de l'évacuation de Vienne, il dut rester
quelque temps encore dans cette capitale pour y aider à
l'organisation des services ; nul mieux que lui, disait-on,
n'était propre à la réalisation des ordres donnés.

Bientôt après, la mort de son père l'ayant rappelé dans
le Pas-de-Calais, Louis quitta le service à la fin de l'année
1810, et il se maria le 1er mai 1811, à St-Omer, avec
Mlle Amélie Gaillard de Blairville, femme excellente, tout
à fait digne de lui ; ceux qui ont eu l'avantage de la
connaître, ne se souviennent-ils pas de son angélique
bonté?....

Le ciel ne tarda pas à bénir une union aussi bien as-
sortie.... Quelque temps s'écoula ainsi au milieu des joies
de la famille. Louis de Givenchy partageait alors son
temps entre le château de Pecq, près de Tournai (Belgique) et la ville de St-Omer, où il passait ses hivers

nescure, intendant militaire, commandeur de la Légion d'Honneur,
membre de plusieurs autres ordres étrangers, etc.

(1811-1814). Mais de graves évènements se préparaient encore, l'horizon s'obscurcissait de nouveau ; les flammes du Kremlin semblaient éclairer l'Europe fatiguée de tant de luttes..... Bien des signes précurseurs de l'orage annonçaient l'immense coalition armée qui amena la chûte de l'empire. Louis XVIII, à peine rétabli sur le trône après vingt-huit ans d'absence, se voyait contraint, au bout de quelques mois, de regagner furtivement la terre étrangère, à la nouvelle que Napoléon, le captif de l'île d'Elbe, déjouant la surveillance de ses geôliers, marchait à grands pas vers Paris, au milieu de l'étonnement public.... La ville de Gand venait d'ouvrir ses portes au monarque fugitif auprès duquel accouraient de tous les points du royaume, bon nombre d'officiers français, jaloux d'offrir respectueusement leur épée au Roi. Louis de Givenchy fut de ce nombre ; il crut remplir un devoir de conscience et d'honneur en quittant les douceurs du repos pour consacrer son bras à la défense du souverain qui avait toutes ses sympathies.... Le lieutenant-général prince de Croy Solre, gouverneur de la Picardie au nom du Roi, se l'attacha comme aide-de-camp, il le garda en cette qualité pendant deux ans, puis, lorsque la dynastie des Bourbons fut de nouveau en possession des Tuileries, Givenchy demanda à rentrer dans la vie privée pour ne plus en sortir.... En se retirant, il résigna ses fonctions à un de ses frères et emporta dans sa retraite les regrets et l'estime de son général qui, quelques années après, s'écriait parfois encore : « Quel homme que Givenchy ! « quel cœur ! Je n'ai jamais rencontré personne comme « lui !.... Nul ne savait mieux organiser une fête ! »

Rendu à la paix domestique, M. de Givenchy vit chaque année s'accroître sa famille ; il eut douze enfants dont

plusieurs moururent en bas-âge ; ceux qui survivent
sont les dignes représentants de leur excellent père (1)....

Esquerdes, Ebblinghem, Saint-Omer, qu'il habita
tour à tour, ressentirent les effets de sa générosité sans
bornes et de son inépuisable charité; les pauvres, en particulier, bénissaient sa présence et connaissaient bien celui
qui, en leur tendant secrètement la main, semblait leur
dire tout bas : « La Providence, en me rendant ma for-
« tune, n'a pas compté avec moi, pourquoi compterais-
« je avec vous ? »

Bien des années s'écoulèrent ainsi paisiblement au milieu d'un intérieur qui faisait le charme de ceux qui le
fréquentaient, cet intérieur pourtant sortait parfois de
son calme ordinaire lorsque, grâces à l'imagination ardente,
au cœur généreux de M. de Givenchy, il y avait une
bonne action à faire, un service à rendre, quelque mal à
éviter, un agrément même à procurer aux autres ; alors
rien n'était oublié, rien ne lui coûtait, toujours tout à
tous, son obligeance excessive le mettait entièrement à
la discrétion de ceux qui avaient besoin de lui ; son temps,
sa plume, ses démarches, sa bourse, ses voyages, tout
était employé.... Combien de négociations utiles n'a-t-il
pas conduites à bonne fin ? Combien d'heureux n'a-t-il pas
faits avec le plus noble désintéressement ?....

Il en était de même dans les affaires publiques, où sans

(1) M. de Givenchy laisse encore trois fils et deux filles, MM. Charles,
Léon et Henri, Mme St-Paul, religieuse de la congrégation de Notre-
Dame dite des Oiseaux, et Mlle Amélie, dont les manières aimables
et l'excessive bonté rappellent si bien le père qu'ils viennent de
perdre..... Parmi ceux qui ne sont plus, pouvons-nous oublier de
citer Mlle Césarine, ange de vertu, que le ciel enviait à la terre,
et M. César, mort en 1850 ; il était marié à Mlle de Cauchy dont il a
un fils du nom de René.

cesse on avait recours à lui. Fallait-il organiser une fête royale, lorsque le vénérable et malheureux Charles X vint, en 1827, avec toute sa cour, visiter le camp de Sᵗ-Omer? Le zèle de M. de Givenchy ne fait pas défaut; à la prière de l'administration communale, il se charge de tout, pense à tout, prévoit tout, pourvoit à tout; le garde-meuble de la couronne arrive, pour décorer au mieux l'appartement des princes; un splendide festin, un bal du meilleur ton, sont donnés somptueusement dans notre ancien et historique hôtel-de-ville. Par ses soins, les attentions les plus délicates ne sont pas négligées..... La plus vertueuse des princesses, Madame la Dauphine et son auguste sœur, se plurent à exprimer une agréable surprise en recevant régulièrement chaque matin, le frais bouquet de violettes qui journellement leur était présenté aux Tuileries....

Une magnifique épingle en pierre précieuse fut offerte à M. de Givenchy, en souvenir du voyage de Sa Majesté (1), qui témoigna, à diverses reprises, avec cette grâce parfaite qui la caractérisait, combien elle était enchantée de la réception qu'elle avait reçue dans la bonne ville de Sᵗ-Omer....

Fallait-il encore se prêter à une fête historique de bienfaisance, le concours éclairé de votre secrétaire-perpétuel était assuré; il présidait la réunion, prenait part à la discussion, communiquait son plan, écrivait ses idées et les conciliait avec celles des autres. Fallait-il aplanir les obstacles qui se présentaient dans l'exécution du projet? Y avait-il des démarches à faire, des demandes

---

(1) Cette épingle fut remise, de la part du Roi, par M. le duc de Blacas, premier gentilhomme de la chambre du Roi.

à adresser aux autorités compétentes à Arras, à Lille, à Paris, au préfet, aux généraux, aux ministres, aux princes, M. de Givenchy prend à l'instant la poste à ses frais (nous n'étions pas encore dotés d'un chemin de fer), il entraîne ses collègues, tranche les difficultés, assure le succès, ayant toujours soin de s'amoindrir lui-même pour faire valoir les autres.

On sait combien une petite brochure de notre confrère sur Guillaume de Normandie surnommé CLITON (1), brochure répandue alors avec profusion au profit des pauvres, servit à populariser la vie du héros de notre fête historique, auquel la ville de St-Omer est redevable de ses franchises municipales; on sait aussi la juste renommée qu'a conservée cette belle fête dans toutes les provinces du nord de la France et du midi de la Belgique.

Partout on voyait percer, malgré lui, la légitime influence de M. de Givenchy (l'influence naturelle de la supériorité) dans le monde dont il était l'ornement, dans les conseils de la ville, dans les réunions publiques ou particulières, dans les projets utiles à exécuter pour l'intérêt général comme pour l'intérêt privé, partout il était une des lumières, partout sa grande habitude de discuter et d'écrire le faisait choisir comme organe des assemblées où il assistait.

Qui plus que M. de Givenchy a joué un rôle actif et utile lors de l'établissement des chemins de fer? Qui mieux que lui a contribué à doter le pays de la plupart de nos chemins ruraux si importants pour l'agriculture;

(1) Notice historique sur Guillaume de Normandie surnommé Cliton, 14e comte de Flandre, par Louis de Givenchy, président de la Société de bienfaisance, 33 pages in-8° avec tableau généalogique, vendue au profit des pauvres.

le commerce et l'industrie de notre arrondissement ? Le nom de M. de Givenchy, en effet, se trouve lié à presque toutes les grandes, à toutes les heureuses entreprises.

—Par suite des diverses oscillations de sa vie et de la pénible position de sa jeunesse forcément négligée au point de vue de l'instruction, Louis de Givenchy avait à regagner le temps qu'il avait perdu, il le comprit et se livra alors ardemment à l'étude.

Vers l'année 1820, lorsque rentré dans une part des mines d'Anzin, dont le bel établissement était l'œuvre de son grand-père (1), ancien procureur général au parlement de Flandre, et lorsque cette part grandit, par suite des évènements de 1815 qui, en nous enlevant la Belgique, firent cesser la libre concurrence des charbons de Mons, et améliorèrent singulièrement la valeur de cette immense exploitation houillère, Givenchy songea à donner un libre cours à son goût pour les livres, et avec cette tête ardente, ce goût prononcé qu'on lui connaissait, il ne fit pas la chose à demi; il demanda le plan d'une bibliothèque à un bibliophile éclairé (2), aussitôt ce plan adopté fut littéralement suivi.... Trente années furent employées à former cette belle collection.... Il faut tant de choses pour remplir convenablement cette tâche que souvent la vie entière d'un homme ne peut y suffire !....

La bibliothèque de M. de Givenchy était remarquable;

(1) Pierre Taffin, dont on voit un beau portrait au musée de Douai.
(2) Ce plan lui fut tracé par l'un de ses meilleurs amis, M. Edouard de Laplane, correspondant de l'Académie des Inscriptions et Belles-Lettres, auteur de plusieurs ouvrages, notamment d'une histoire de Sisteron, ouvrage couronné par l'Institut.

on peut ajouter que par le choix il est peu, en province, de
bibliothèques d'amateur qui puissent lui être comparées.
Là, dans une vaste et élégante galerie construite *ad hoc,*
se trouvaient réunis et disposés en bon ordre, sur de
fraîches tablettes, un nombre considérable de volumes
de tout format et parfaitement reliés, la plupart avec
luxe : sciences théologiques, philosophiques, naturelles,
classiques anciens et modernes, linguistes, philologues,
romanciers, polygraphes, géographie, voyages, chrono-
logie, histoire sacrée et profane, antiquités, diplomatique,
art héraldique, bibliographie, histoire littéraire, biogra-
phie, histoire locale, manuscrits, etc., etc., rien n'y
manque. Ce qu'on y remarque surtout, ce sont les grandes
collections historiques aujourd'hui si recherchées, entre
autres Dom Bouquet, Muratori, Pertz, la nouvelle édition
de la byzantine, la collection des Documents inédits
de l'histoire de France et de celle de Belgique, etc., etc.
Puissent tant de trésors littéraires, réunis à grande
peine et amassés à grands frais, ne pas être de nouveau
dispersés !.... puissent-ils du moins ne pas sortir des
collections de notre ville !....

L'homme qui avait su former un aussi précieux assem-
blage et qui le connaissait si bien, ne pouvait demeurer
étranger à la formation, à l'extension d'une association
scientifique destinée à porter la lumière sur les points
non encore éclaircis de notre histoire locale ?.... Aussi,
voyons-nous M. de Givenchy y prendre une large part ;
il fut naturellement l'un de ses fondateurs les plus zélés,
l'un de ses plus doctes membres, l'un de ses plus habiles,
de ses plus généreux propagateurs. Dès le principe, il
fut unanimement proclamé secrétaire-perpétuel de la
Société des Antiquaires de la Morinie. Aussitôt on aperçoit

son heureuse influence se faire sentir. Grâces à lui, grâces à son tact exquis, à ses études variées, à ses relations étendues, la Société eut l'honneur de compter bientôt partout d'honorables correspondants qui, de prime abord, placèrent notre compagnie au nombre des sociétés les plus estimables de province. La France, l'Angleterre, la Belgique, répondirent à la voix sympathique du nouveau secrétaire-perpétuel, et la Société de Sᵗ-Omer fut admise dès lors parmi les grandes familles littéraires.... Nous n'avons eu, quant à nous, qu'à continuer son œuvre ; puisse l'humble successeur, chargé du périlleux honneur de prendre sa place, ne pas rester trop en dessous de son inimitable devancier !....

—Parcourons maintenant les écrits sortis de la plume de M. de Givenchy, nous y retrouverons toujours, à côté de la science, une modestie sans égale, un dévoûment absolu à tous les intérêts confiés à sa garde.

La Société des Antiquaires de la Morinie venait de clore la première année de son existence, une séance publique a lieu le 16 décembre 1833. Le secrétaire-perpétuel, appelé à rendre compte des travaux de l'année (1), fait précéder son exposé clair et concis de quelques considérations générales, présentées à propos, sur l'utilité de la Société, sur le but de son institution, la répartition des études entre les cinq sections qui la composent. « Cet « exposé, contenant 22 pages, dit un judicieux criti- « que (2), est généralement écrit, d'un style clair, élé- « gant, correct ; on s'aperçoit que l'auteur s'est attaché « à éviter avec soin l'emploi des néologismes et l'abus

(1) Mémoires de la Société des Antiquaires de la Morinie, t. I.
(2) Compte-rendu imprimé dans le feuilleton de la *Gazette de Flandre et d'Artois* (17 juin 1835).

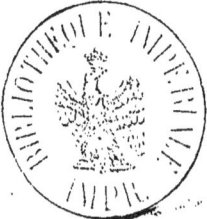

« des mots scientifiques, lorsqu'ils ne sont pas nécessaires
« au sujet. »

Ce rapport, Messieurs, est le point de départ des travaux historiques de notre honorable prédécesseur ; chaque
mois ensuite, aux séances ordinaires, chaque année, aux
réunions publiques, il a soin d'accomplir, avec une exac-
titude digne d'éloges, sa laborieuse tâche ; la correspondance habituelle est à jour malgré son étendue, les procès-
verbaux mensuels sont régulièrement rédigés et transcrits
sur le registre des délibérations, dans lesquels le rédacteur s'efforce toujours de consigner des renseignements
pleins d'intérêt.... A ce titre, les procès-verbaux de la
Société, vous le savez, Messieurs, sont une mine féconde
à consulter pour les amateurs de notre histoire.

Au 15 décembre 1834, un nouvel exposé des travaux
de la compagnie est présenté par M. de Givenchy, à la
seconde séance publique ; cette lecture est suivie d'une
autre relative à *quelques monuments Celtiques, Romains et
du moyen-âge existant dans la Morinie* (1). Là, malgré
l'aridité du sujet, Messieurs, votre secrétaire-perpétuel,
avec la manière qui lui est propre, trouve le moyen,
durant une demi-heure, d'instruire, et de plaire à une
nombreuse société d'élite accourue pour encourager vos
premiers pas dans les études historiques. Pendant cette
lecture sérieuse et attrayante à la fois, même pour les
dames qui se pressaient dans l'auditoire, l'auteur expli-
quant, par des aperçus pleins de finesse, la signification
des noms donnés par les savants aux principaux monuments celtiques connus jusqu'à ce jour, démontre, au

(1) Notice sur quelques monuments celtiques, romains et du moyen-
âge existant dans la Morinie, 26 pages in-8°. (Mém. de la Soc. des
Antiq. de la Morinie, t. II, p. 25 et 26).

moyen de divers passages de l'Écriture, que les pierres
après avoir commencé par servir matériellement aux cérémonies du culte, n'ont pas tardé à devenir elles-mêmes
l'objet d'un culte particulier. De là, il passe à la description
des monuments qu'il a examinés successivement à Ferques,
à l'Ecluse, à Verdrel, à Acq, à Boiry-Notre-Dame, etc.
M. de Givenchy donne ensuite la description d'un autel
dédié à Jupiter Idéen, lequel existe dans le village d'Ha-
linghem, près de Boulogne, où il sert de fonts baptismaux;
il combat les opinions de Millin et d'Henry, relativement
à l'inscription gravée sur ce monument, et démontre que
le premier de ces écrivains a commis une erreur en rap-
portant d'une manière inexacte, dans le premier volume
de ses monuments inédits, une inscription qu'il avoue
lui-même n'avoir pas vue et qu'il ne connaissait que par
une relation infidèle, et que le second en a commis une
autre en interprétant, par la langue celtique, une inscription purement latine. Enfin, l'auteur parle du château
d'Hollehain (arrondissement de Béthune), l'un de nos châ-
teaux du moyen-âge les mieux conservés. Ce monument
remarquable à divers titres appartient aujourd'hui à M. le
prince de Berghes, il fut construit, on le sait, vers le
milieu du XIVe siècle, par le sire d'Hollehain. C'est, sans
contredit, l'un des meilleurs types de l'architecture de
cette époque qui se trouve dans nos provinces septen-
trionales de la France (1).

L'année 1835 fut laborieuse pour le secrétaire-perpétuel
de votre compagnie, Messieurs. Sous l'heureuse inspi-
ration d'une haute intelligence, de l'honorable M. de

---

(1) Le plan de ce château se trouve dans les Mém. de la Société
des Antiq. de la Morinie, t. II, p. 25 et 26.

Caumont, si connu, si estimé dans le monde savant, on venait d'établir, depuis peu d'années, les congrès scientifiques, ces comices généraux de la science, destinés à mettre en rapport les érudits de toutes les provinces et à resserrer entre eux les liens d'une utile confraternité littéraire. La seconde réunion eut lieu à Caen, M. de Givenchy y fut député par vous; il y fut accueilli avec cette distinction qui partout semblait s'attacher à sa personne, unanimement on le désigna pour remplir les fonctions de secrétaire-général de la 3e session qui devait se réunir à Douai. Tous ceux qui, comme nous, l'ont vu à l'œuvre, Messieurs, doivent se souvenir comment votre secrétaire-perpétuel sut répondre à l'attente publique, combien il dut se multiplier pour être agréable à tous, pour demeurer à la hauteur de sa mission, et pour que rien ne restât inachevé dans l'accomplissement de la difficile tâche qui lui était imposée. Il suffit de jeter les yeux sur le volumineux compte-rendu de cette session, livre de 700 pages in-8o (1), pour avoir une idée de toutes les matières qui furent traitées en détail dans cette docte et importante assemblée et pour rendre hommage au secrétaire-général qui présida à son organisation.

A peine revenu de Douai, une nouvelle séance publique de la Société des Antiquaires de la Morinie réclamait les soins de M. de Givenchy; il avait un rapport à présenter et il fallait aborder une épineuse question... Cette question brûlante et à la fois si patriotique, si française, était celle du généreux *dévoûment d'Eustache de St-Pierre et de ses compagnons au siège de Calais, en* 1347; fait histo-

_____

(1) Congrès scientifique de France, 3e session, tenue à Douai en 1835.

rique , malheureusement mis au concours (1) et plus
malheureusement encore révoqué en doute, trop légère-
ment, peut-être par quelques–uns!.. Qu'il nous soit permis
de le dire, sans offenser la mémoire de nos devanciers...
En rendant compte (2) des différents travaux présentés
en sens divers, votre judicieux organe, Messieurs, parvint
à aplanir, en partie du moins , les difficultés justement
soulevées par la légitime susceptibilité de nos voisins.
Il fut constaté officiellement qu'en décernant le prix pro-
posé, la Société avait formellement entendu réserver
son opinion sur le fond même de la question , déclarant
ne vouloir se prononcer ni sur l'affirmative ni sur la
négative , et bornant son appréciation uniquement à la
forme du mémoire couronné sans en aborder le fonds...
Cette rédaction, unanimement approuvée fut d'un heureux effet , elle conservait les prétentions respectives
des auteurs et de leurs adhérents. Ainsi s'effacèrent, peu
à peu, les déplorables dissentiments qui , il faut bien le
dire, faillirent porter un coup terrible à notre naissante
compagnie..... Si dans cette circonstance, Messieurs,
votre secrétaire-perpétuel put paraître un instant adopter
un peu trop chaudement , peut-être , dans le principe ,
les conclusions du travail du vainqueur, son tact, généralement apprécié sut parvenir, du moins, en cette occa-
sion délicate , comme en beaucoup d'autres, à réconcilier
les esprits.

Bientôt les dissidences avaient disparu et l'année suivante (1836), un nouveau rapport, émané de la même

(1) Est-il besoin de rappeler ici les fâcheuses divisions qui accom-
pagnèrent la présentation et la dicussion de cette malheureuse question ?....

(2) Mém. de la Soc. des Antiq. de la Morinie, t. III, p. 2 à 24.

source (1), établissait à la séance solennelle du 19 décembre, que la Société, loin de rester inactive, conti-
nuait, au contraire, à dépasser les espérances qu'elle
avait fait concevoir. Dans le cours de cette année, elle
avait ajouté trente nouvelles notices ou mémoires à ceux
qui, par ses soins, avaient précédemment vu le jour;
parmi ces historiques travaux insérés dans votre IVe volume, intéressant à plusieurs points de vue, nous remar-
quons une excellente publication ayant pour titre : *Essai
sur les chartes confirmatives des institutions communales
de la ville de St-Omer, accordées à cette cité par les comtes
de Flandre, successeurs de l'usurpateur Robert-le-Frison*
(1127-1198).

Ce travail, dont l'énoncé indique l'importance, est dû
également, Messieurs, à la plume exercée de notre prédécesseur; c'est une œuvre grave et sérieuse qui a demandé
à son auteur bien des recherches. La réunion de quel-
ques-unes de ces chartes, reproduites ou éditées, pour
la première fois, par notre infatigable ami, d'après les
originaux conservés aux archives municipales de S^t-
Omer (2), notamment : 1° celle de Guillaume Cliton,

---

(1) Mém. de la Soc. des Antiq. de la Morinie, t. IV.

(2) La charte de Guillaume Cliton porte la date du 14 avril 1127
(pièces justificatives n° 1), elle n'a point été confirmée ni *vidimée*, seu-
lement Thierry, son successeur, en a donné l'année suivante une autre
qui contient les mêmes dispositions, sauf le droit de battre monnaie
et quelques autres légères modifications. La date de cette charte,
déposée aux archives de St-Omer, boîte AB. XIII, est du 14 avril
1128. — Celle de Thierry d'Alsace du 22 août 1128 (pièces justific.
n° 2), elle a été confirmée et *vidimée* en 1165 par Philippe d'Alsace; en
1211, par Louis Cœur-de-Lion; en 1229, par St-Louis; en 1237, par
Robert Ier, comte d'Artois; en 1267, par Robert II; en 1302, par
la comtesse Mahaut ou Mathilde; en 1318, par Philippe V; en 1322,
par Charles IV; en juillet 1328, par Philippe de Valois; en 1330,

14° comte (1127) ; 2° celle de Thierry d'Alsace, 15°
comte (1128) ; 3° celle de Philippe d'Alsace, 16° comte
(1168), forment, en quelque sorte, dans leur ensemble,
le code municipal, correctionnel et criminel d'une com-
mune flamande au moyen-âge, en offrant à la fois quelques traits curieux des mœurs des Flamands à cette
époque. La publication de M. de Givenchy, remplie de
notes et d'éclaircissements, ornée de plusieurs *fac-
simile* des pièces données, accompagnée de titres justifi-
catifs et d'un tableau généalogique des comtes de Flandre
depuis Robert-le-Frison, en 1071, jusqu'à la restauration
du prince légitime, Baudouin IX, en 1194, est une œuvre
pleine de faits, d'aperçus intéressants et d'enseignements
aussi utiles que précis sur notre histoire provinciale.
L'analyser, ce serait l'amoindrir et dépasser le but que
nous devons nous proposer aujourd'hui. Nous y ren-
voyons nos lecteurs qui, comme nous, pourront se con-
vaincre, nous en avons la confiance, que cette conscien-
cieuse étude généalogique sur nos comtes de Flandre,
est digne des éloges les mieux mérités, les plus légitimes.

C'est ici le lieu de rappeler encore, peut-être, la notice
historique sur *Guillaume de Normandie*, surnommé *Cliton*,
travail qui porte le nom de M. Louis de Givenchy, pré-

par la comtesse Jeanne ; en 1350, par Jean-le-Bon ; en 1364, par
Charles V, dit le Sage ; en 1404, simple *vidimus* de la prévôté de
Paris. Cette charte conservée aux archives municipales de St-Omer,
boîte AB. XIII n° 2, est sur parchemin de 14 pouces de hauteur sur
12 de largeur. — La charte sans date de Philippe d'Alsace, connue
dans nos archives sous la dénomination de *grand privilège* (pièces
justific. n° 4), n'a été, à proprement parler, ni confirmée ni *vidimée*
par personne, mais en 1198, Baudouin IX, dit de Constantinople, en
a donné une pareille, sauf les changements de noms. (Parchemin de
30 pouces, boîte AB. XIV n° 4).

sident de la Société de Bienfaisance, et qui valut à son
savant auteur la reconnaissance publique pour la popu-
larité dont cet écrit, répandu à profusion, entoura le
jeune héros de nos fêtes.

Là ne se bornent pas encore toutes les publications de
notre confrère ; vous connaissez son intéressante dis-
sertation sur le *tombeau d'Athala de Flandre,* découvert
dans les dernières fouilles de Sᵗ-Bertin (1). En outre, les
Vᵉ, VIᵉ et VIIᵉ volumes des mémoires de la Société des
Antiquaires de la Morinie contiennent également de lui
d'autres comptes-rendus des travaux annuels correspondant aux années 1837, 38, 39, 40, 41, 42, 43, 44. Ces
rapports plus substantiels, plus animés que les précé-
dents, annoncent, chaque année, des progrès réels dans
les études archéologiques ; ils démontrent aussi que le
rédacteur, dont la modestie excessive apparaît à chaque
page, sait toujours varier la forme de ses tableaux, qu'il
présente selon les exigences, les progrès ou les besoins,
sans jamais cesser d'être instructif et attachant (2).

Rappelerons-nous en outre, Messieurs, l'innombrable
correspondance, les rapports de tout genre, les commu-
nications si diverses qui sont sorties de la plume de M. de
Givenchy ? Parlerons-nous de la volumineuse collection
de ses procès-verbaux à la Société des Antiquaires, à la
Société d'Agriculture, au conseil municipal et dans les
différentes commissions dont il faisait si honorablement
partie ? Suivrons-nous ses pas, écouterons-nous sa voix
dans toutes ces réunions variées où ses lumières semblaient naturellement l'appeler ? nous le verrons jouant

(1) Mém. de la Soc. des Ant. de la Morinie, t. VII, p. 287.
(2) Mém. de la Soc. des Ant. de la Morinie, t. V, VI et VII.

un rôle actif dans nos comices agricoles, prêtant toujours un concours généreux et empressé aux expériences avantageuses. Nous l'apercevrons à la tête de la commission des wattringues, marchant d'accord avec ses collègues et contribuant avec eux, dans la plus large mesure, autant qu'il était en lui, à l'assainissement de notre humide et riche territoire. Nous le trouverons, pendant de longues années, président de la commission administrative de la bibliothèque communale de Sᵗ-Omer, prodiguant assidùment les conseils de son expérience pour la conservation, l'entretien, la reliure de nos nombreux et importants manuscrits, s'appliquant à faire compléter les grandes collections, veillant, en un mot, sans cesse, à ce que les précieux dépôts bibliographiques de la ville, reçussent les améliorations et les soins dont ils sont susceptibles.

Il en était de même pour les archives municipales qui, au point de vue de l'intérêt et de l'importance, n'ont assurément rien à envier aux autres cités voisines..... Une partie de ces archives, celles qui concernaient uniquement l'ancien chapitre de la cathédrale, gisaient depuis longtemps entassées, vermoulues, pêle-mêle, exposées à l'intempérie des saisons, dans la plus vieille tour octogonale de notre vieille église Notre-Dame. L'influente initiative de M. de Givenchy, on le sait, parvint à les arracher à une imminente destruction, en obtenant, après bien des démarches, de les faire transporter chez lui où un archiviste-paléographe, auquel il offrait généreusement l'hospitalité avec les moyens de travailler, a pu commencer et publier l'inventaire qui se trouve imprimé dans les mémoires de la Société !

Faut-il également mentionner le zèle de M. de Givenchy pour la fondation et l'accroissement du musée communal de St-Omer?.... au moment où la grande majorité des habitants, mus par le zèle le plus louable, s'empressait de déposer son offrande archéologique ou artistique pour former le noyau d'une naissante collection publique. Qui, mieux que M. Louis de Givenchy, sut coopérer à cet établissement ?.... Ses anciens collègues de la commission savent avec quelle générosité, avec quel désintéressement il s'empressa de mettre à leur disposition toutes les nombreuses pièces d'or ou d'argent, tous les objets d'antiquités qui se trouvaient en sa possession.

Le nom de M. Louis de Givenchy, Messieurs, avons-nous besoin de le redire, était partout et toujours sinonyme d'honneur, de dévoùment, d'abnégation, de loyauté, de droiture, de désintéressement...

Ce n'est pas tout, nos églises aussi éprouvèrent les effets de sa vigilante sollicitude ; membre actif de la fabrique St-Denis, sa paroisse, par ses soins on restaura en entier la superbe boiserie du chœur qui provenait, on le sait, de l'ancienne chapelle des pères Dominicains de St-Omer ; en même temps, grâce à la même influence, la même église voyait se renouveler les beaux ornements qui, les jours de grandes fêtes, servent à donner plus de pompe aux cérémonies du culte.

En même temps encore, par l'intervention de la Société des Antiquaires de la Morinie, dont M. de Givenchy était le meilleur et le plus infatigable interprète, notre belle cathédrale recevait une réparation essentielle. Le goût des arts, longtemps endormi, s'était ranimé, l'étude des monuments architectoniques avait repris faveur ; on songeait à recueillir, à expliquer, à replacer dans un meilleur ordre, les dalles historiques du XIIIe siècle, qui se trouvaient éparses et mutilées sur le sol des nefs.

et du chœur de l'ancienne église épiscopale. Ces débris ne
tardèrent pas à être soigneusement arrangés avec goût
par une main exercée.... Qui de vous, Messieurs, ne
connait et n'admire ce remarquable pavé, cette tapis-
serie en pierres blasonnées qui ornent la chapelle portant depuis le nom de *chapelle des Antiquaires* (1)?....
Une allocation de 4,000 fr. fut accordée par le gouvernement pour faire face à cette dépense, elle fournit
également le moyen de remettre presque entièrement
à neuf le vieux pavé de marbre qui, de temps immé-
morial, recouvrait les tombeaux de nos ancêtres dans
l'antique basilique audomaroise. Les efforts réitérés de
votre digne secrétaire-perpétuel, Messieurs, assurèrent,
en grande partie, la subvention dont il fut fait un si
utile emploi.

Mais si le mérite et les services de M. de Givenchy
étaient estimés parmi nous, ils étaient mieux encore
peut-être appréciés au loin que dans la ville qu'il avait
adoptée.... Souvent n'en est-il pas ainsi?..... Presque
toutes les sociétés savantes françaises et étrangères,
Abbeville, Amiens, Anvers, Caen, Douai, Londres,
Madrid, etc., etc., s'honoraient de le compter dans leurs
rangs.

Lors de la création des correspondants historiques, il
fut choisi l'un des premiers par S. Exc. le ministre de
l'instruction publique comme *membre titulaire non rési-*

---

(1) Ces dalles ont été décrites au point de vue historique par notre
regrettable collègue, M. Alex. Hermand, dans les Mém. de la Société
des Antiq. de la Morinie, t. V, p. 75. Elles sont habilement reproduites par notre honorable confrère, M. L. Deschamps, dans la magnifique collection des Annales Archéologiques, publiées par M.
Didron.

dant du Comité des Chartes, Diplômes et Inscriptions ; il était en outre l'un des membres les plus zélés, les plus actifs de la *Société Française pour la conservation des monuments,* etc., etc,

Ces longs, ces estimables, ces utiles labeurs ne pouvaient manquer de porter leurs fruits..... Les premiers magistrats (1), les élus du pays (2) se firent un devoir de les signaler au gouvernement en réclamant pour votre secrétaire perpétuel une haute distinction, la croix de la Légion d'Honneur..... Cette proposition soumise à M. le ministre de l'instruction publique était accueillie avec une faveur marquée par M. le comte de Salvandy... Mais, Messieurs, (qu'il nous soit permis de le dire en présence d'un cercueil), la modestie de notre collègue s'effraya de cette récompense qu'elle ne croyait pas avoir méritée ; M. de Givenchy fit les plus vives, les plus honorables instances pour faire décerner à un autre la glorieuse étoile qu'il avait pourtant si bien gagnée lui-même... Sa prière dut être entendue... Pour ne pas désobliger celui qui toujours était si obligeant, on renonça à insister auprès de lui.. De tels actes d'abnégation, si rares de nos jours, Messieurs, n'honorent-ils pas ceux chez lesquels on les admire, autant que les plus hautes distinctions humaines ? Les citer, n'est-ce pas le plus bel éloge ?....

Arrêtons-nous, Messieurs, que pourrions-nous ajouter ?

(1) M. Desmousseanx de Givré était alors préfet du Pas-de-Calais. M. Vallon, que le département du Nord se félicite de voir aujourd'hui à sa tête, était sous-préfet de St-Omer, où il a laissé partout les meilleurs, les plus durables souvenirs.

(2) MM. Quenson, président actuel de la Société des Antiquaires de la Morinie, et Lefebvre-Hermand, aujourd'hui membre du Corps législatif, étaient alors députés de l'arrondissement de St-Omer.

C'est assez d'avoir déchiré le voile de la vie publique,
nous n'avons pas à aborder ici ce qui touche à la vie
privée, d'ailleurs l'ombre de notre ami tressaillirait dans
sa tombe si nous osions divulguer au grand jour ces
mystères de charité que, suivant le précepte de la loi
sainte, il cherchait si bien à se dissimuler à lui-même...
Laissons à la reconnaissance particulière le soin de les
proclamer....

Arrêtons-nous, nous n'avons plus rien à dire à la mémoire de notre excellent confrère et du meilleur des
amis. S'il passa dans ce monde en y faisant le bien, il
sut aussi toujours mêler l'agréable à l'utile : *Miscuit utile
dulci*....

Homme d'intelligence et de cœur, plein de droiture
et de modestie, serviable, généreux, loyal, modèle de
bon ton, d'amabilité, de courtoisie.... tel fut le collègue
que nous pleurons et qui semble emporter avec lui dans
la tombe le cachet de cette vieille urbanité française
dont presque seul ici il paraissait avoir gardé le secret.
Au milieu de nos transformations politiques, M. de Givenchy voyait avec peine disparaître, avec les modernes
idées, cette politesse exquise, ces formes agréables qui,
dans la société, distinguent toujours l'homme bien élevé...
Ces formes, ces manières, ce dévoùment, ce cœur, il a été
heureux de les retrouver du moins dans sa famille qui,
comme lui, jouit à un si haut degré de l'estime et de la
sympathie publiques....

Depuis plusieurs années, Messieurs, le mal qui devait
nous priver de notre secrétaire-perpétuel avait commencé
à se faire sentir. Dès 1847, à son retour d'Italie, il tra-
versait la Provence, plein de vigueur, entouré des siens,
et avec cet entrain qui lui donnait tant de charmes.....

Tout à coup, par un de ces accidents qui souvent échappent à la prévoyance humaine et dont elle cherche en
vain à pénétrer la cause.... sa mémoire chancelle , sa
pensée commence à se troubler, il n'est plus le même...
peu à peu le mal s'aggrave, l'imagination presque éteinte
se frappe de plus en plus, au point qu'en 1848, l'exilé
de Paterborn crut un instant, au déclin de la vie, voir
revenir pour lui les jours amers de son enfance proscrite...

Bientôt les plus cuisants des chagrins, la perte d'un
fils et d'une fille chéris, enlevés en quelques mois, celle
d'une femme adorée, le devançant prématurément dans
la tombe, viennent, en brisant son cœur d'époux et de
père, lui ravir à la fois le reste de sa belle intelligence...
Un peu plus tard, il n'était plus qu'une ombre, s'affaissant de jour en jour, malgré les soins assidûment prodigués, à chaque heure, sans rien pouvoir gagner sur les
restes d'une vie qui s'échappait à grands pas... Le sacrifice était consommé !.... Mais , hâtons-nous de le dire ,
avant d'accomplir ce sacrifice, Louis de Givenchy n'avait
pas oublié que fidèle aux convictions de toute sa vie, il
devait et voulait mourir en chrétien....

Dans les premières années de sa maladie, et presque
jusqu'à ses derniers temps , ne l'avons-nous pas vu accomplir toujours aussi exactement que possible ses devoirs
religieux? Combien de fois ne l'avons-nous pas surpris
nous-même, absorbé dans le pieux exercice des pratiques
saintes?... Il est mort comme il avait vécu, abandonnant
son âme à la miséricorde de son Dieu.... Le 20 septembre 1858, il s'endormait du sommeil du juste, laissant à
sa famille en pleurs et à ses nombreux amis, le précieux
souvenir d'une vertueuse et consolante vie....

La ville de St-Omer, sa patrie adoptive, comme la ville

où fut son berceau, tiendront à honneur, nous en avons
la confiance, de rappeler la mémoire de cet excellent
citoyen dont la Société des 'Antiquaires de la Morinie
peut être justement fière par l'heureuse et utile impulsion
qu'il ne cessa de donner à ses travaux.

Henri DE LAPLANE,

Au Virail, 18 Octobre 1858.

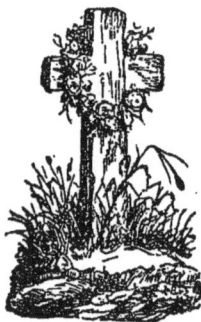

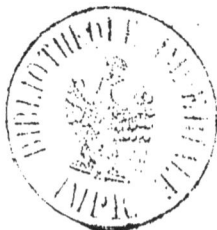

www.ingramcontent.com/pod-product-compliance
Lightning Source LLC
Chambersburg PA
CBHW060513200326
41520CB00017B/5027